Kiang Ocampo González
Gabriela Velázquez Saucedo
Jorge Octavio Acosta Montes

Guía Básica de atención nutricional en Pediatría

Kiang Ocampo González
Gabriela Velázquez Saucedo
Jorge Octavio Acosta Montes

Guía Básica de atención nutricional en Pediatría

Recomendaciones prácticas en la atención
nutriológica en Pediatría

Editorial Académica Española

Imprint
Any brand names and product names mentioned in this book are subject to trademark, brand or patent protection and are trademarks or registered trademarks of their respective holders. The use of brand names, product names, common names, trade names, product descriptions etc. even without a particular marking in this work is in no way to be construed to mean that such names may be regarded as unrestricted in respect of trademark and brand protection legislation and could thus be used by anyone.

Cover image: www.ingimage.com

Publisher:
Editorial Académica Española
is a trademark of
Dodo Books Indian Ocean Ltd. and OmniScriptum S.R.L publishing group

120 High Road, East Finchley, London, N2 9ED, United Kingdom
Str. Armeneasca 28/1, office 1, Chisinau MD-2012, Republic of Moldova, Europe
Printed at: see last page
ISBN: 978-3-330-09619-6

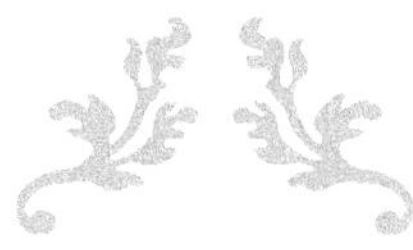

GUIA BASICA DE ATENCION NUTRICIONAL EN PEDIATRIA

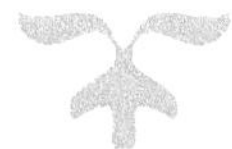

SUBTITULO:

RECOMENDACIONES PRÁCTICAS EN LA ATENCIÓN NUTRIOLOGIA EN PEDIATRIA

AUTORES:

MNH. Kiang Ocampo González

DRA. Gabriela Velázquez Saucedo

DR. Jorge Acosta

PROTOCOLO:

En la actualidad la alimentación y nutrición en los infantes es fundamental para su óptimo desarrollo y crecimiento durante esta etapa.

 La alimentación es una de las actividades que más influye en la salud de la población infantil y es ahí cuando una inadecuada o incorrecta alimentación, se relaciona con un mayor riesgo de presentar enfermedades no trasmisibles o el realizar una valoración nutricional incompleta, genera no detectar tempranamente las alteraciones en el crecimiento y desarrollo del infante que afectaran la salud futura del infante.

 Por otro lado en la etapa de la infancia es donde se desarrollan los factores de riesgo para la salud, que normalmente permanecen y se agudizan cuando estos niños se hacen adultos, estos factores van desde una deficiente lactancia, alteraciones en el establecimiento del vínculo madre hijo, ablactación temprana o postergada, así como una ingesta insuficiente o inadecuada de alimentos que generalmente se asocia a circunstancias desfavorables del entorno del niño tanto ambientales como psicosociales, que marcan el buen desarrollo y crecimiento de los mismos.

Aunado a esto es de gran importancia la valoración del estado nutricio siendo este un proceso que define conductas alimentarias y permite identificar a los infantes que necesitan asesoría, orientación o una intervención dieto terapéutica que sea adecuada a las necesidades del infante en donde debe incluir la modalidad de asesoría y orientación nutricional : Es por ello que la valoración del estado nutricional es de suma importancia además que presenta como objetivo el buscar controla y coadyuvar a mejorar el crecimiento, desarrollo y estado nutricional del niño sano y enfermo identificando las alteraciones por exceso o defecto.

Es de ahí que nace la inquietud de brindar una herramienta en forma de guía de atención nutricional básica para influir en el adecuado uso de la anamnesis, exploración clínica y medidas antropométricas para lograr una forma más eficaz de orientar, asesorar e influir en el control de un trastorno nutricional para poder instaurar pronto medidas terapéuticas y determinar aquellos casos que deben darse seguimiento nutricional.

CONTENIDO:

INTRODUCCION

La alimentación influye de una manera decisiva en el proceso de desarrollo de los niños y niñas. La importancia de una alimentación sana y equilibrada está justificada tanto desde el punto de vista de la salud como desde la prevención de enfermedades. Por tanto, no existe una dieta ideal que sirva para todo el mundo, pero sí un criterio universal en cuanto al tipo de alimentos que deben consumirse dentro de la dieta cotidiana, lo que por un lado garantiza que se cubren las necesidades energéticas y nutritivas de la totalidad de las personas que componen una población sana, y por otro, colabora en la prevención de ciertas alteraciones y enfermedades relacionadas con desequilibrios alimentarios. (1)

La edad infantil forma la base de un correcto crecimiento y desarrollo en cualquier ser humano, de aquí la gran importancia de forjar un correcto hábito de alimentación en los pequeños ya que esto asegurará una sana madurez a lo largo de su vida.
Comenzando con una correcta lactancia, el recién nacido alcanzará a obtener todos y cada uno de los nutrientes y de las defensas necesarias para comenzar su ciclo de vida. La lactancia materna ocupa el lugar número 1 en la pirámide de la correcta alimentación.
El infante creará en sus primeros años de vida los correctos hábitos que lo llevarán a un correcto inicio de su adolescencia y juventud, todo esto para preservar la correcta salud que le asegurará una vida de lo más normal y sana.

La alimentación y nutrición durante la edad pediátrica ha evolucionado enormemente en los últimos deconios. La gran importancia y la cual tiene esta por objetivo es conseguir un crecimiento y desarrollo adecuados, evitar las deficiencias nutricionales y prevenir enfermedades que se manifiestan en el adulto. (1)

Esta guía de atención nutricional nos mostrará distintas pautas que marcan el correcto modo de llevar una alimentación correcta en infantes desde el lactante hasta los niños de 9-13 años. Muestra distintas técnicas de alimentación que garantizan que el niño cumple sus requerimientos y asegura una energía para concluir el día.

OBJETIVOS:

- Proveer de conocimientos a los estudiantes que son necesarios para la correcta alimentación del niño y del lactante.

- Brindar recomendaciones para que conozcan todos los medios sobre cómo llevar el proceso de alimentación de los niños.

- Prevenir enfermedades futuras

- Proveer al estudiante de información para que brinde un cambio de vida en las familias con el fin de evitar deterioros en el estado nutricional.

NUTRICIÓN EN LAS ETAPAS DE LA INFANCIA

El crecimiento y el desarrollo del niño son dos fenómenos íntimamente ligados. El crecimiento un aumento progresivo de la masa corporal, tanto por el incremento del número de células como por su tamaño. El crecimiento conlleva un aumento del peso y de las dimensiones de todo el organismo y de las partes que lo conforman; se expresa en kilogramos y se mide en centímetros.

El desarrollo implica la diferenciación y madurez de las células y se refiere a la adquisición de destrezas y habilidades en varias etapas de la vida. (2)

Clasificación en relación con la edad y su proceso biológico.

- Recién nacido----- Menor de 28 días.

- Lactante menor o infante ------ Menor de un año.

- Lactante mayor ------ De un año a un año 11 meses.

- Preescolar -------- Dos a cuatro años.

- Escolar ------------ De cinco a nueve años.

- Adolescente -------- De diez a diecinueve años.

FACTORES QUE INFLUYEN EN EL CRECIMIENTO Y DESARROLLO.

- Factores genéticos.

- Factores nutricionales.

- Factores ambientales y sociales.

- Factores emocionales.

CONDUCTA ALIMENTARIA.

- Los hábitos de alimentación.

- Selección de alimentos.

- Las preparaciones culinarias.

- Cantidad y calidad de los alimentos.

- El aprendizaje y las experiencias vividas en los primeros 5 años.

Así como se encuentran factores que influyen en el desarrollo y crecimiento también hay factores de riesgo como la comunidad, la madre o cuidador, la familia y el propio niño, de ahí emanan los factores endocrinos, ambientales, genéticos y neurológicos. (2, 3)

En el proceso de maduración se mide la aparición de funciones nuevas o aparición de eventos en el organismo. El proceso de adquisiciones progresivas de nuevas funciones y características, que se inicia con la concepción y finaliza cuando el ser alcanza el estado adulto. Existe una variación normal en la velocidad con que los niños maduran. La maduración produce un aumento en la competencia, la capacidad para funcionar a un nivel más elevado dependiendo de la herencia del niño.

La importancia del chequeo del crecimiento y desarrollo del niño garantiza la atención periódica con el propósito de detectar oportunamente las enfermedades, facilitar el diagnóstico y tratamiento, reduciendo la duración de la enfermedad, evitando secuelas, disminuir la incapacidad y prevenir la muerte.

Durante la infancia y la adolescencia, las necesidades energéticas y nutricionales son especialmente elevadas, ya que el organismo se encuentra en un constante estado de desarrollo y crecimiento; Y los alimentos contienen las diferentes sustancias nutritivas que éste necesita. (2)

PROCESO DE ATENCIÓN NUTRICIONAL EN PEDIATRIA:

En el área de salud, es imprescindible valorar de forma objetiva y subjetiva el crecimiento, desarrollo, maduración y el estado nutricional del infante; Es por ello que el proceso de atención nutricional es una pieza clave y de suma importancia en pediatría ya que mide al ser humano durante su etapa crucial del crecimiento y desarrollo del mismo, logrando observar las desviaciones nutricionales, y el estado de enfermedad presente que impacta en este, permitiendo el establecimiento de medidas preventivas, curativas y desviaciones patológicas de la misma, siendo una condición fundamental que impacta en la salud del infante.

Por tal motivo debe realizarse en la población infantil la valoración nutricional, siendo esta la medición y evaluación del estado de nutrición de una individuo que se efectúa por diferentes indicadores antropométricos, bioquímicos y biofísicos, con el propósito de diagnosticar el estado nutricional en la salud como en la enfermedad.(3,2)

La valoración en el área de pediatría se basa en diferentes indicadores de los cuales los más comunes son los que señalaremos en esta sección:

Anamnesis:

Incluye la recogida detallada de los antecedentes familiares, personales, hábitos y cultura alimentaria siendo los datos de interés:

1. Antecedentes personales: Se debe interrogar sobre aspectos referentes a la gestación, parto y enfermedades padecidas hasta el momento actual. Se detalla el tipo de lactancia y la cronología de la alimentación, así como la aparición de intolerancias.

2. El tipo de dieta: es necesario reunir información sobre los alimentos que recibe el infante. (donde come, cuándo y cuánto; porque come o rehúsa algunos alimentos, así como historia dietética desde su nacimiento)

3. La conducta Alimentaria
4. La actividad Física
5. La presencia de enfermedad que pueda estar alterando o modificando el aspecto nutricional.

Exploración clínica:

Este apartado se debe realizar de manera rutinaria a través de la técnicas de exploración (inspección, palpación, percusión y auscultación) siendo de forma sistemática y ordenada de todos las regiones, sistemas y áreas del individuo, buscando determinar la presencia de signos y síntomas clínicos que sugieran o indiquen las carencias nutricionales presentes en el infante.

Es por ello que la anamnesis y la exploración física pueden ser el inicio del conocimiento de las deficiencias nutricionales, alteraciones y enfermedades que requieren intervención nutricional.

Los indicadores antropométricos se basan en la medición de las medidas somáticas y corporales las cuales son necesarias para verificar y comparar la conformación y dimensiones del niño con referencias establecidas como indicadores del estado nutricional.

 Estas medidas tienen las ventajas de que son baratas, no invasivas, sencillas en su toma, e interpretación, y dentro de estas la obtención con técnica adecuada de al menos el peso, la talla y el perímetro craneal, tanto en los exámenes de salud como cuando se consulta por enfermedad es de gran ayuda para detectar en fases precoces las desviaciones patológicas.

La mejor forma de interpretar el estado de nutrición y crecimiento de un niño se basa en el seguimiento periódico de las medidas antropométricas (peso, talla y perímetro craneal) en los exámenes de salud y/o durante las enfermedades. (3,4)

ALIMENTACIÓN EN EL PRIMER AÑO DE VIDA

Una alimentación saludable y equilibrada es fundamental para el estado de salud de los niños, y determinante para un correcto funcionamiento del organismo, buen crecimiento, una óptima capacidad de aprendizaje, comunicarse, pensar, socializar y adaptarse a nuevos ambientes y personas, un correcto desarrollo psicomotor y en definitiva para la prevención de factores de riesgo que influyen en la aparición de algunas enfermedades.

Con hábitos adecuados en la alimentación y en el estilo de vida, contribuimos de forma positiva en la construcción y modelado de su cuerpo y en la mejora de su salud, rendimiento físico e intelectual.

Es importante que se establezca una alimentación nutricionalmente aceptable que pueda asegurar un óptimo desarrollo del niño y del adolescente, tomando en cuenta que esto determinara no solo su salud en el presente sino la de su futuro. (4, 5)

LACTANCIA MATERNA:

La leche materna es el alimento ideal para el bebé durante al menos los primeros 6 meses devida; sus múltiples beneficios están científicamente demostrados, así como los riesgos derivados de la alimentación con leches artificiales.

La etapa de lactante se extiende desde el momento del nacimiento hasta los dos años de edad. A lo largo de este periodo, el niño va a comenzar su alimentación con la ingesta exclusiva de leche, ya que su inmadurez solo le permite la utilización de sus reflejos primarios de succión y deglución.

Esta etapa se divide en tres períodos:

- Período de lactancia exclusiva. Comprende los 4-6 primeros meses de la vida, durante los cuales el alimento del bebé debe ser solo leche. Preferencia absoluta a la leche de mujer y, en su defecto, a la leche de fórmula de inicio para lactantes.

- Período transicional. Desde los 4-6 meses de vida, hasta cumplir un año. En él se inicia la alimentación complementaria, introduciendo alimentos distintos de la leche, materna o de fórmula.
- Período de adulto modificado. Desde los 12 hasta los 24 meses. En este periodo el nino va adoptando una alimentación progresivamente más parecida a la de los adultos.

BENEFICIOS DE LA LACTANCIA MATERNA:

Para él bebe:

- ❖ Le aporta todo lo que necesita para nutrirse al menos durante los primeros 6 meses devida.
- ❖ Transmite defensas que hacen que se enferme menos.
- ❖ Se ha demostrado en algunos estudios que los lactantes amamantados presentan a largo plazo menos obesidad, hipertensión arterial, celiaquía, asma y diabetes, entre otras enfermedades.
- ❖ La lactancia materna refuerza el vínculo madre-hijo

Para la mamá:

- ❖ Menos riesgo de anemia, hipertensión y depresión en el postparto.
- ❖ Alimento listo para su uso, en cualquier sitio, a cualquier hora, siempre en cantidad ytemperatura adecuada.
- ❖ Es gratis.
- ❖ Haber dado el pecho protege a la madre contra cáncer de mama, ovario y osteoporosis.
- ❖ Mejor recuperación del peso preconcepcional.
- ❖ Favorece el vínculo madre-hijo.(6.7)

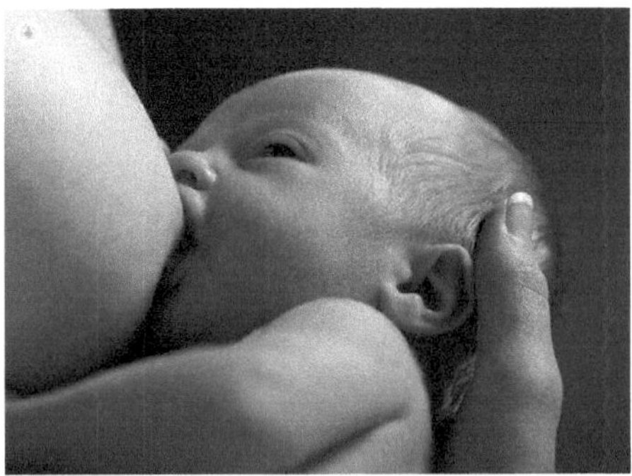

Fuente: 1: (olivan 2016)

TÉCNICA DE AMAMANTAMIENTO

1. Colocar bien al bebé al pecho, facilitándole un correcto agarre, es un paso fundamental para una lactancia exitosa y duradera. Existen diversas posturas posibles (tumbados, sentados, etc.).

2. Ambos deben estar en una postura cómoda, en un ambiente tranquilo y agradable, al menos los primeros días en que aún tienen poca experiencia.

3. El cuerpo de la madre y del lactante deben estar muy juntos, "ombligo con ombligo".

4. La cabeza y cuerpo del bebé se encontrarán alineados, de manera que no tenga que estirar el cuello para alcanzar el pecho ni encogerse, sino que la cara mire directamente hacia la mama, con la nariz a la altura del pezón.

5. Estimular suavemente la boca del bebé para que la abra, y cuando esto suceda, acercar su cabeza hacia el pecho delicadamente.

6. Comprobar que el lactante abarca con su boca gran parte de la areola, que ha sellado bien sus labios, y que realiza movimientos de succión.

7. Cuando suelte un pecho, se le puede ofrecer el otro, aunque hay algunos que quedan saciados sólo con la toma de un pecho y no cogerán el otro hasta la siguiente toma.[8]

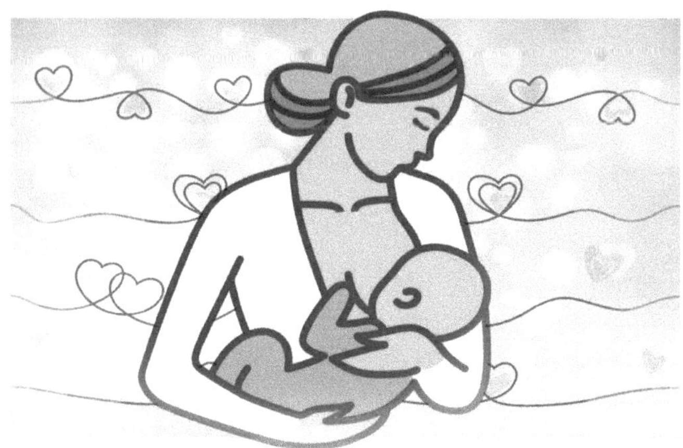

Fuente: 2 (Ortega Marian 2022)

FRECUENCIA Y DURACIÓN DE LAS TOMAS

La lactancia ha de ser <u>a demanda</u>, es decir, sólo el bebé sabe cuándo tiene hambre, y lo demostrará estando despierto y activo.

La duración de la toma es variable, se debe permitir al bebé mamar el tiempo que precise; <u>10-15 minutos es lo habitual</u>, pero sobre todo al principio pueden ser más prolongadas.

IMPORTANTE:

- Es conveniente EVITAR el uso de biberones, chupas o pezoneras, al menos el primer mes, para no generar confusión en el bebé pequeño en cuanto a la forma de succionar el pecho.
- Se recomienda que la leche materna sea el único alimento del lactante durante sus primeros 6 meses de vida.

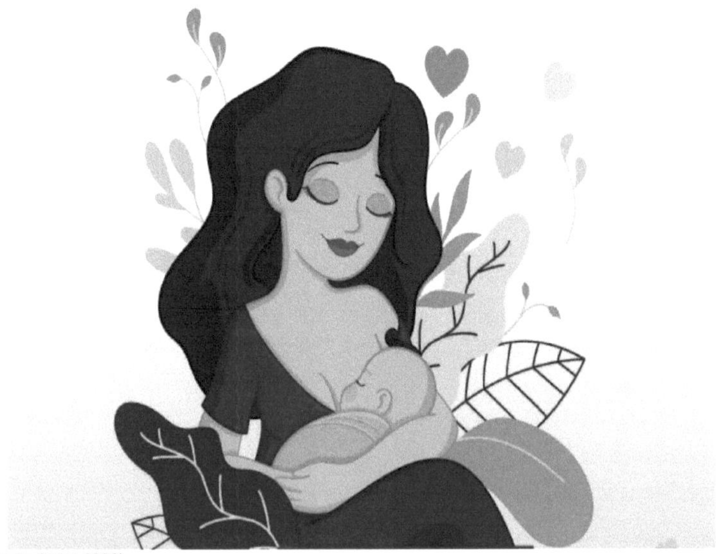

Fuente: 3 (Guale Activa 2020)

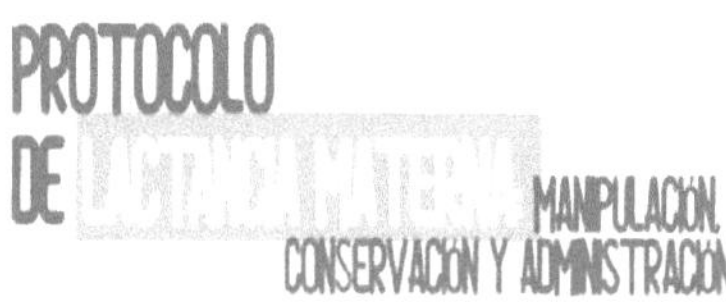

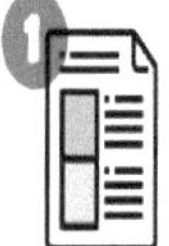

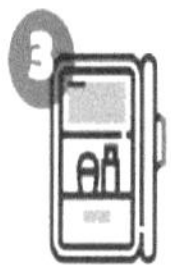
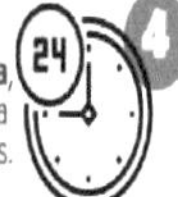

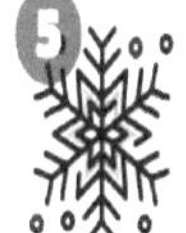
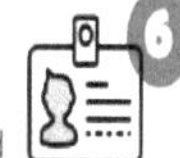

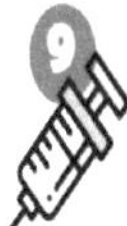

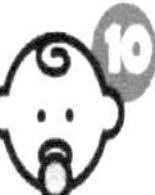

Fuente: 4 (Campus VYGON2020)

A.- Calostro: a temperatura ambiente (27- 32 °C) 12 horas.

B.- Leche Transitoria: 15 °C: 24 horas. · 19-22 °C: 10 horas. · 25 °C: 4 a 6 horas. · 30-38 °C: 4 horas

C.- Leche madura:

❖ Temperatura ambiente · 15 °C: 24 horas. · 19-22 °C: 10 horas. · 25 °C: 4 a 6 horas. · 30-38 °C: 4 horas

❖ Refrigerada: (en nevera) entre 0 y 4 °C: 8 días.

❖ Congelada:
 En un congelador dentro de la misma nevera: 2 semanas. · En un congelador que es parte de la nevera, pero con puertas separadas (tipo combi): 3-4 meses (porque la temperatura varía cuando la puerta se abre con cierta frecuencia). · En un congelador separado, tipo comercial, con temperatura constante de -19 °C: 6 meses o más.

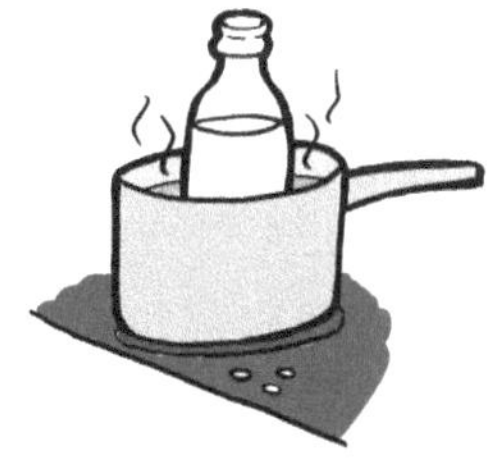

ALIMENTACIÓN COMPLEMENTARIA:

La alimentación complementaria es la introducción de alimentos diferentes a la leche humana o a las fórmulas lácteas; es un periodo de transición hacia la dieta familiar.

La OMS nos dice: La transición de la lactancia exclusivamente materna a la alimentación complementaria abarca generalmente el periodo que va de los 6 a los 18 a 24 meses de edad, y es una fase de gran vulnerabilidad, cuando para muchos niños empieza la malnutrición, y más contribuye a la alta prevalencia de la malnutrición en los menores de 5 años de todo el mundo.

Principios de la ablactación:

• De acuerdo con la madurez renal, gastrointestinal y neurológica

• Gradual y progresiva

 • Cada alimento por separado

• Alimento nuevo durante tres o cuatro días y al inicio una vez al día

• Individualizada

Se considera que un bebé está preparado cuando adquiere las destrezas psicomotoras que permiten manejar y tragar de forma segura los alimentos. No todos los niños lo van a adquirir al mismo tiempo, aunque en general estos cambios suelen ocurrir en torno al sexto mes.

Se requiere:

• Presentar un interés activo por la comida.

• La desaparición del reflejo de extrusión (expulsión de alimentos no líquidos con la lengua).

• Ser capaz de coger comida con la mano y llevarla a la boca.

• Buen control sobre sus movimientos de cabeza.

•Pida de 6 a 8 tomas de leche al día

   ❖ El inicio de la alimentación complementaria puede adelantarse a los 4 meses, sobre todo en los niños y niñas que reciben lactancia artificial, pero nunca antes, puesto que no está aun suficientemente maduro.

❖ La consistencia semisólida (puré) es la adecuada al inicio de la alimentación complementaria. Ya con 8-10 meses podrán irse incorporando trozos de alimentos blandos como galletas, pan, fruta, carne, pasta, verdura, etc.

❖ Los elementos duros que no se deshacen con facilidad, como frutos secos, caramelos, etc. deben ser evitados, al menos durante los primeros 5 años de la vida, por ser causantes habituales de atragantamiento.

❖ Es conveniente incorporar al bebé a las comidas con toda la familia, de manera que ese momento de reunión alrededor de la mesa sea un rato agradable, y sirva para que los pequeños adquieran hábitos saludables de alimentación siguiendo el ejemplo de sus padres y hermanos mayores.(9,10,11).

Grupo de alimentos	Subgrupo	Alimentos	Grupo de edad		
			6 a 8 meses	9 a 11 meses	12 a 23 meses
			Textura		
LECHE MATERNA			A LIBRE DEMANDA		DESPUÉS DE LAS COMIDAS
	Cereales	Arroz, maíz, trigo, cebada, avena, centeno, preparados en casa.	Machacados*	Machacados*	En la preparación de la familia.
	Derivados de cereales	Pastas, pan, arepas, envueltos, amasijos, coladas, tostadas, calados preferiblemente preparados en casa.	En trozos pequeños que el bebé pueda agarrar con la mano.	En trozos pequeños que el bebé pueda agarrar con la mano.	En trozos pequeños.
	Raíces, tubérculos, plátanos	Papa, yuca, ñame, arracacha, plátano verde.	Entre los 6 y los 7 meses de edad en puré o machados.	En trozos pequeños que el bebé pueda agarrar con la mano.	En trozos pequeños.
	Frutas	Frutas frescas como papaya, guayaba, manzana, mango, mandarina, naranja, granadilla, etc.*	En puré o en zumo para frutas como la granadilla.	En trozos pequeños que el bebé pueda agarrar con la mano.	En trozos pequeños.
	Verduras	Ahuyama, espinaca, brócoli, coliflor, zanahoria, etc.	En puré o trozos de verduras cocidas al vapor, en caso que no se puedan consumir frescas.	En trozos pequeños frescas o al vapor.	En trozos pequeños frescas o al vapor.
	Leche	Leche de vaca u otros mamíferos.	No ofrecer.		Hervida o pasteurizada.
	Productos Lácteos	Cuajada y quesos frescos sin adición de sal.	Queso rallado sin sal, cuajada machacados.	En trozos pequeños.	En trozos pequeños.
		Yogurt y kumis elaborados a base de leche entera.*	Sin adición de azúcar, en vaso y con cuchara, preparados en casa.		

Fuente: (De la Fuente Cecilia 2020)

Grupo de alimentos	Subgrupo	Alimentos	Grupo de edad		
			6 a 8 meses	9 a 11 meses	12 a 23 meses
			Textura		
	Carnes	Carnes rojas y blancas, vísceras, pollo, cerdo, pescado fresco y especies menores como conejo, cuy.	Carne o pollo bien picados, desmechados, molidos o triturados.	Desmechados o cortados en trozos pequeños que el bebé pueda agarrar con la mano.	En trozos pequeños.
			Pescados sin espinas, deshuesados.	Pescados sin espinas, deshuesados.	Pescados sin espinas, deshuesados.
	Huevo	Huevo	Inicie con la yema evaluando tolerancia hasta ofrecerlo completo (yema más clara).	Todas las preparaciones.	Todas las preparaciones.
	Leguminosas	Frijol, garbanzo, lentejas, alverja seca.	Machacados combinados con cereales como el arroz.	Granos machacados combinados con cereales como el arroz.	Granos machacados combinados con cereales como el arroz.
	Grasas		Se puede utilizar aceite vegetal y mantequilla de vaca.		
			No incluya en la alimentación grasas TRANS que se encuentran en productos de paquete, margarina y galletas.		
	Azúcar simple, dulces		**No** adicionar azúcar, panela o miel en los alimentos y preparaciones. No ofrecer dulces.		

Fuente 5: (De la Fuente Cecilia 2020)

RECOMENDACIONES GENERALES:

Permite que tu bebé agarre con sus propias manos los alimentos mientras come y, si es necesario, deja que se ensucie, para que experimente de forma segura las texturas, olores y sabores.

- Recuerda ofrecer los alimentos despacio y con paciencia, animando a tu bebé a comer de forma amorosa y positiva.

- Cuando introduzcas un nuevo alimento, ofrécelo varias veces y en diferentes preparaciones para favorecer su aceptación.

- Ofrece frutas y verduras que sean de tu región de residencia y que estén en cosecha.

- Prefiere siempre los alimentos preparados en casa.

- No   adiciones sal, azúcar, ni condimentos a las preparaciones.

- No olvides ofrecer a las niñas y niños la diversidad de alimentos propios de su territorio.

- Incluye diariamente en las comidas una porción de alimentos de origen animal como carnes, vísceras, huevos y quesos frescos.

- No ofrezcas carnes frías como salchichas, jamón, mortadela, salchichón, entre otros.

-Recuerda que tu bebé debe tener su propia cuchara, vaso y plato.

- En el momento de la alimentación evita el uso de la televisión, teléfono y otras distracciones.

-Haz de las comidas un momento para compartir en familia y establece horarios de alimentación para que tu bebé desarrolle una rutina que luego, transforme en hábito.

- Para el desarrollo de las niñas y los niños promueve actividades que involucren el juego y el movimiento.[8,10,11]

ALIMENTACIÓN ENTRE 1 Y 3 AÑOS DE VIDA

PERÍODO DE LA PRIMERA INFANCIA:

Características de la Alimentación:

• Deambulación.

• Locución y expresión verbal.

• Alimentación completa.

• Asistencia a la guardería Cuadros infecciosos repetidos, en su mayoría virales, que provocan períodos   de ingesta disminuida y un estacionamiento ponderal (talla y peso).

- Frecuentes trastornos del sueño.

- Logros de autonomía (control de esfínteres).

- Exploración continúa.

- Fijar   los límites y enseñar que los demás también cuentan.

En este período el crecimiento se enlentece, por lo que necesita menor aporte energético. Este fenómeno es malinterpretado por la familia "El niño no aumenta de peso porque no come". Esto constituye:

- Importante fuente de angustia.

- Repetidas consultas al médico.

- Tratamientos ineficaces/perjudiciales.

- Práctica de análisis, a veces malinterpretados (iatrogenia).

RECOMENDACIONES NUTRICIONALES EN ESTE GRUPO DE EDAD

Se recomienda dividir la ingesta en:

- ✓ Desayuno: 25%. Papilla o leche con cereales, y fruta.

- ✓ Almuerzo: 30%. Se irá poco a poco acostumbrando a la comida familiar: puré de verduras o verduras con legumbres, pasta, arroces, guisos. Carne o pescados triturados o en trozos pequeños, tortillas. Para el postre utilizar: fruta, leche o yogurt.

✓ Merienda; 15%. Frutas, jamón o queso en trozos, yogurt, bocadillos.

✓ Cena: 30%. Dar preferencia a las verduras, cereales y frutas. Leche con o sin cereales

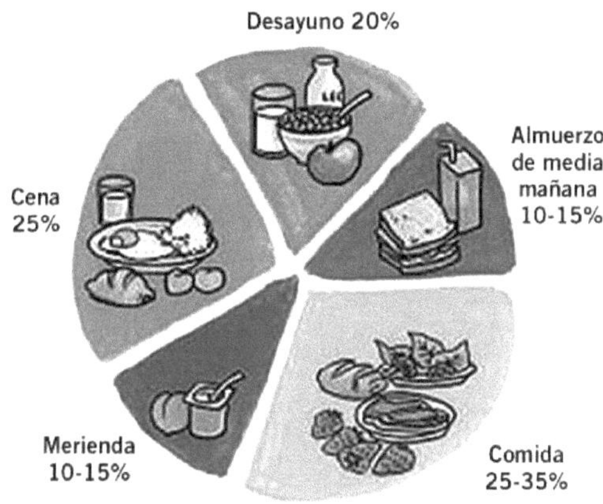

Fuente: (MORENO GALIANO 2015)

PRESENTACIÓN Y TEXTURAS

Las presentaciones más apropiadas son las jugosas y de fácil masticación:

- Sopas, purós, guisos con poca grasa, croquetas, tortillas.

Se deben utilizar técnicas culinarias suaves:

- cocido, vapor, escalfado, horno, papillote, microondas y rehogados con poco aceite

Se pueden emplear con moderación condimentos suaves:

- ajo, cebolla, puerro, hierbas aromáticas.

Evitar fritos y salsas complicadas o pre-elaboradas

Se incluirán alimentos de textura más gruesa comenzando con alimentos aplastados con el tenedor para ir cambiando a troceado pequeño. A partir de los 2 años podrá tomar alimentos de textura similar a los adultos.[12,13]

1. Cereales (4-6 raciones/día)

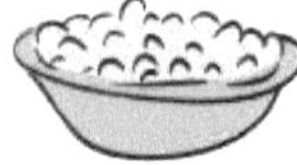

2. Frutas (3 raciones/día)

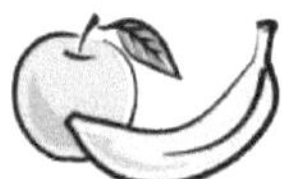

3. Verduras (2 raciones/día) y legumbres (2-3 raciones/semana)

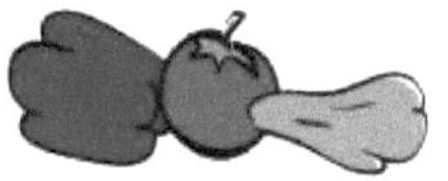

4. Carnes (3-4 raciones/semana)

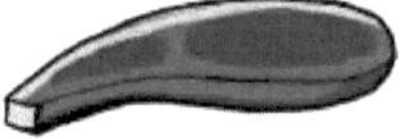

5. Pescado (3-4 raciones/semana)

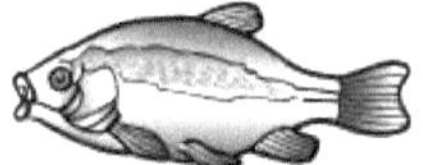

6. Huevo (3-4 raciones/semana)

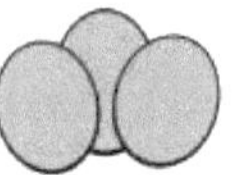

7. Leche (2-4 raciones/día)

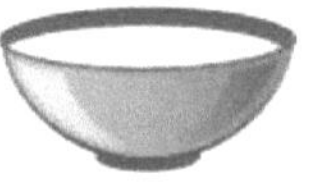

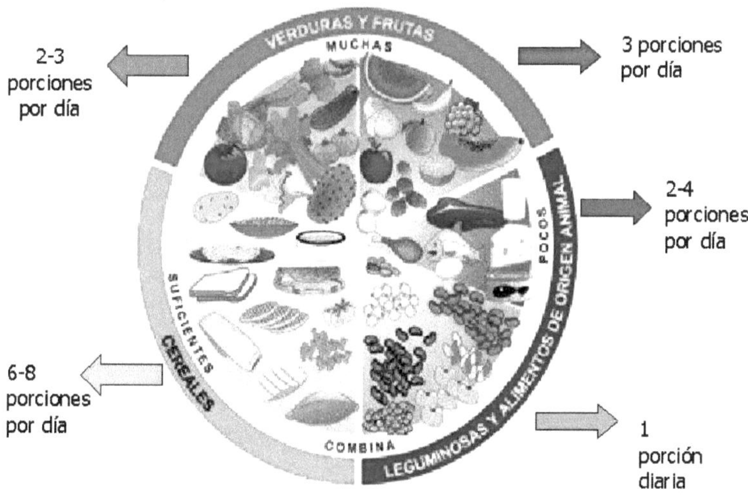

Fuente 6 : (NOM 043)

ALIMENTACIÓN ENTRE 3 Y 8 AÑOS DE VIDA

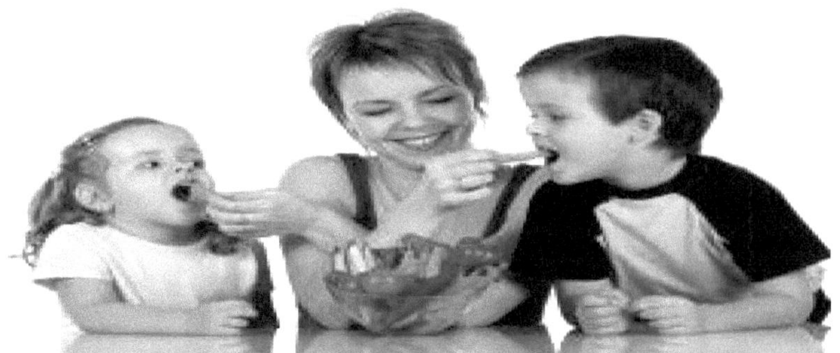

Fuente 7: (Royo Cristina, 2014)

Características:

- Crecimiento y maduración lenta pero constante.

- Escasos factores de estrés físico y emocional.

- Sus horizontes se han ampliado (Colegio, amigos, ambiente extraescolar).

- Educación en hábitos saludables (Ejercicio físico, alimentación, juegos) que contribuye a que pueda gozar de un estado de salud óptima inmediata y futuro.

Recomendaciones nutricionales en este grupo de edad

- El consumo de alimentos no será uniforme y habrá comidas muy abundantes y otras escasas.

- Si la ganancia de peso y talla es la correcta no se preocupe; escuche y respete las necesidades alimentarias de su hijo o hija en cada momento.

- Adoptar una actitud exigente y tratar que realicen una ingesta regular en las comidas, por parte de los padres, madres o cuidadores es contraproducente y conduce a una actitud de rechazo.

- La alimentación debe ser: <u>adecuada, suficiente, completa, variada y equilibrada</u>.

- Las necesidades calóricas para esta edad en menores con un estilo de vida sedentario son de **1.200 kilocalorías en niñas y hasta 1.400 en niños.**

La cantidad de raciones a esta edad queda reflejada en la siguiente tabla:

Edad	Hidratos de Carbono	Hortalizas y vegetales	Frutas	Lácteos y derivados desnatados	Carnes, pescado, huevos	Grasas, aceites, azúcares
5-6	6-9	1-1.5	4-6	2-3	2-4	1
7-8	9-10	1.5-2.5	6-7	2-3	4-5	1

La frecuencia de consumo recomendada de alimentos y equivalencias por raciones sería:

PROPORCIONES Y TIPOS DE ALIMENTOS A LO LARGO DEL DÍA:

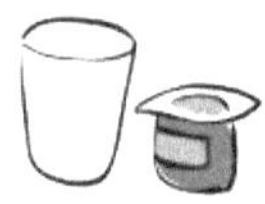

Leche y derivados
Al menos 2 vasos de leche o alimento equivalente al día. Una ración de leche equivale a: 1 vaso de leche, 2 yogures o 50 g de queso fresco. Es preferible usar productos semidesnatados o desnatados.

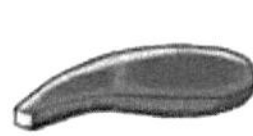

Carnes y derivados
Menos de 6 veces a la semana, la ración equivale a 50 g El jamón, fiambres magros y embutidos deben tener un consumo semanal.

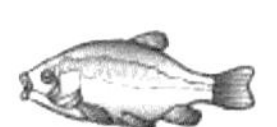

Pescados
Mínimo 4 veces por semana. La ración equivale a 65 g por lo que en una comida normal administrariamos 2 raciones o 130 g.

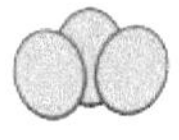

Huevos
Hasta 3 veces por semana. Una ración son dos unidades.

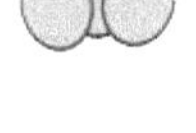

Cereales y féculas
Todos los días en almuerzos y cenas. Deben consumirse a diario en las comidas principales: pan, arroz, pasta, papas o cereales. Una ración de pan blanco o integral son 20 g, de pan tostado, arroz y pasta con 15 g.

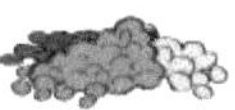

Legumbres
2-4 veces por semana. Cada ración son 15 g en seco (lentejas, garbanzos, judías blancas, guisantes).

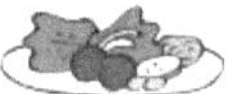

Verduras y hortalizas
Todos los días en almuerzos y cenas. Tomar cada día al menos una ración de verdura fresca (ensalada). Dependiendo de la verdura una ración oscila entre 200-300 g.

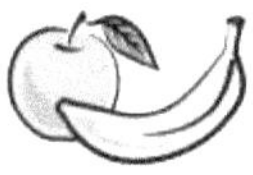

Frutas frescas
3 piezas al día de tamaño moderado equivalen a 6 raciones. Una ración dependiendo de la fruta oscila entre 50-100 g de fruta.

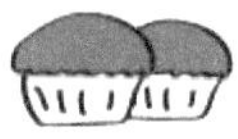

Azúcares y dulces
Controlar la cantidad. Consumo ocasional.

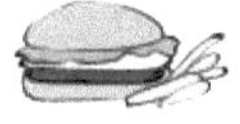

Comidas rápidas
Consumo esporádico.

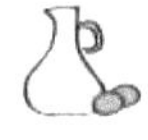

Aceites y grasas
Moderar la cantidad. Especialmente recomendado el aceite virgen de oliva.

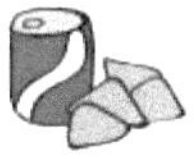

Miscelánea
Repostería, refrescos, snacks etc. el consumo debe ser esporádico.

La mayoría de los niños y niñas a esta edad realizan 3 comidas principales al día y 2 snackso tentempiés.

El reparto debe ser:

- Desayuno 25% de las calorías totales

- Almuerzo 30-35% de las calorías totales

- Merienda 15%

- Cena 25-30%

I.   DESAYUNO

El desayuno es una de las comidas principales del día, pero sin embargo entre el 10-15% de los niños y niñas comienzan su jornada escolar sin realizarlo y entre el 20- 30% lo hacen de forma insuficiente.

- ✓ El desayuno debe aportar al menos 3 de los 5 grupos de alimentos básicos: lácteos, cereales y fruta fresca (preferiblemente entera) o en zumo natural.
- ✓

Se considera un desayuno de baja calidad si el aporte energético es menor de 200 kcal.

- ✓ Un desayuno adecuado, en periodos de crecimiento o actividad física importante, no es incompatible con la ingesta de un alimento a media mañana, basado en un pequeño bocadillo o una pieza de fruta o un lácteo.

II.   ALMUERZO

El menú puede consistir en un primer plato a base de verduras y legumbres, pasta o arroz; un segundo plato de carne magra, pescado o huevos y el postre, preferiblemente fruta o un lácteo. La bebida debe ser agua y el acompañamiento pan.

III.   CENA

Debe servir para que toda la familia equilibre la dieta, teniendo en cuenta los alimentos que se han ingerido el resto del día.

Debe ser más ligera y sencilla que el almuerzo; ensaladas, verduras, cremas, sopas y como complemento pescados, carnes o huevo, teniendo en cuenta lo que no se haya comido al mediodía.

Una cena adecuada ayuda a dormir mejor.

ALIMENTACIÓN ENTRE 9 Y 13 AÑOS:

RECOMENDACIONES NUTRICIONALES EN ESTE GRUPO DE EDAD

- o   La ingesta calórica diaria que se recomienda a esta edad va a depender de dos factores: sexo y actividad física que se realice.

- o   Para un infante hombre entre 9 y 13 años de edad las necesidades calóricas basales son de 1.800 kcal/día.

- o   Para un infante mujer de la misma edad, las necesidades calóricas basales son de 1.600 kcal/día. Estas cantidades han de incrementarse en 200 kcal si se realiza una actividad física moderada y entre 200-400 kcal si es intensa.

- o   El 50-55% de estas calorías deben ser aportadas en forma de hidratos de carbono, un 25-35% en forma de grasas y 15- 20% en forma de proteínas.

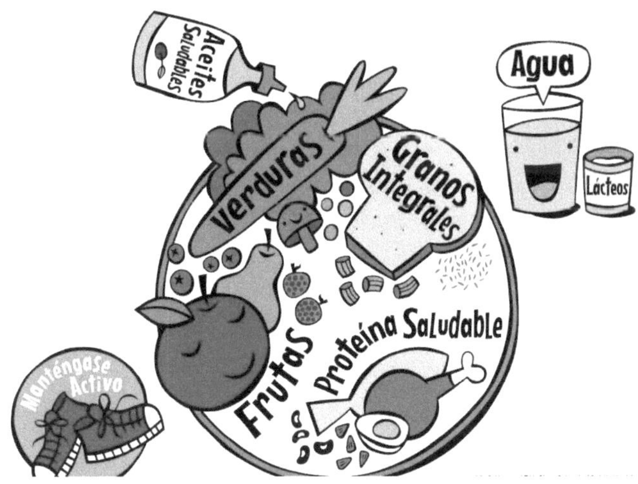

Fuente 8: (AyVisa (2021)

Este aporte calórico diario debe ser proporcionado por alimentos de todos los grupos y se debe realizar de la siguiente forma:

a) **Leche y derivados:** El aporte de calcio necesario diario para esta edad se va a conseguir con 750 ml de leche al día, es decir, **2-3 raciones** de leche o su equivalente en otros productos lácteos. Es preferible usar productos semidesnatados o desnatados, aparte de restringir el uso de mantequillas, margarinas y quesos grasos.

b) **Verduras:** Se deben tomar **2 raciones** de verdura al día. Se pueden tomar crudas o cocidas.

c) **Frutas:** Se recomienda tomar **3 raciones** de fruta al día.

d) **Cereales:** pasta y pan, se recomienda de **4 a 6 raciones** al día.

e) **Legumbres: 2 o 3 raciones** por semana.

f)

g) **Carne, huevos y pescados:** La ingesta recomendada de estos productos es de **2 raciones** diarias. Es preferible el pescado a la carne por su menor contenido energético y la mejor calidad de sus grasas (menos grasa saturada). Dentro de las carnes, las más recomendables son las que tienen menor contenido en grasa (pollo, pavo, conejo) y siempre evitando la grasa visible y la piel de las aves de corral.

h) El huevo es muy recomendable por sus proteínas de alto valor biológico. Aunque en la literatura se ha castigado mucho al huevo por su contenido en colesterol, estudios actuales han contribuido a saber que el contenido en colesterol del huevo es despreciable encomparación con otros alimentos de la dieta, y sin embargo, sus proteínas y su contenidovitamínico lo hacen un alimento muy recomendable. Actualmente se recomienda 4 o 5 huevos a la semana.[9,10,11,12,13,14]

i) **Frutos secos:** de **1 a 3 raciones por semana.**

j) **Aceite: 6 raciones** al día.

k) **Azúcar:** se debe **limitar el consumo** de azucares refinados.

l) **Agua: de 6 a 8 vasos diarios.**

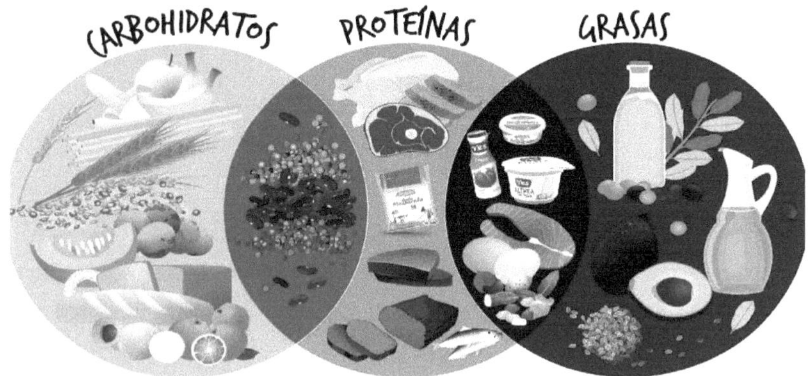

Fuente 9: (Beltrán Verónica, 2020)

Las calorías totales aportadas a lo largo del día se deben distribuir en cinco comidas: desayuno, media mañana, almuerzo, merienda y cena.

1. Desayuno y media mañana: 25 % del aporte calórico total

2. Almuerzo: el 30-35 %

3. Merienda: el 15 %

4. Cena: el 25-30 %

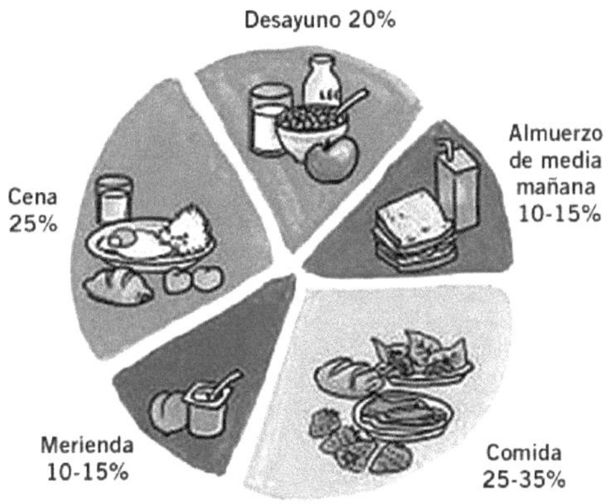

Fuente: (Moreno Galeano, 2015)

PROCESO DE ATENCIÓN NUTRICIONAL EN ENFERMEDADES NO TRASMISIBLES EN LA INFANCIA.

INTRODUCCIÓN:

Es fundamental abordar las enfermedades crónicas, ya que los pacientes que las sufren son aquellos que tienen un mayor riesgo de presentar distintos grados de desnutrición a lo largo de su evolución, tanto cuando se encuentran en su domicilio como en el momento de requerir una hospitalización.

El hecho que el estado nutricional de los pacientes influya en su evolución nos obliga a garantizarles unos cuidados nutricionales adecuados como parte de su tratamiento global. Todos estos niños deben ser objeto de una atenta evaluación nutricional, y deben ser seguidos muy de cerca por su pediatra.

NUTRICIÓN EN PATOLOGIA RENAL CRÓNICA

Los riñones juegan un rol importante en el cuerpo: Actuando como los filtros del cuerpo, ayudan a controlar los niveles de agua y a eliminar impurezas a través de la orina. También ayudan a regular la tensión arterial, la producción de glóbulos rojos, y los niveles de calcio y minerales.

El manejo nutricional del niño con insuficiencia renal crónica (IRC) dependerá del tipo y gravedad de la enfermedad renal, del tiempo que lleva en diálisis y del tipo de la misma. El fallo en la velocidad de crecimiento es mayor en niños con enfermedad renal congénita, cuando el inicio ocurre antes de los dos años de edad y especialmente cuando el filtrado glomerular está por debajo de 40 ml/min/1,73 m2.

Fuente 10: (IntraMed, 2022)

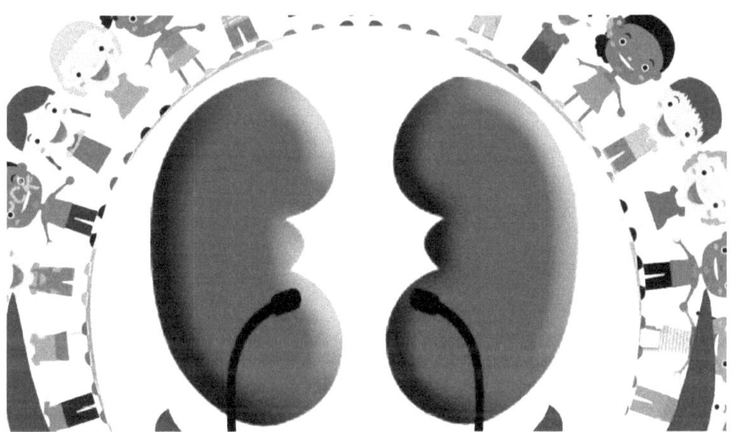

REQUERIMIENTOS:

A) CALORIAS.

El aporte energético tanto en pre diálisis como en diálisis es del 100% de los requerimientos aconsejados (RDI).

B) PROTEÍNAS

La ingesta proteica equivale al 100% de las recomendaciones de las RDI para la edad, representando un 10% del aporte calórico. Las necesidades en lactantes de 0-6 meses son de 9,1 g/día; en lactantes de 7-12 meses de 13,5 g/día; en niños de 1-3 años son de 13 g/día; de 4-8 años de 19 g/día y de 9-13 años de 34 g/día. Una parte muy importante de las proteínas deben ser de alto valor biológico (carne, pescado, huevos y leche).

C) LÍPIDOS

Los lípidos deben constituir el 30% de la energía total de la dieta, con una relación poliinsaturados/saturados de 1,5/1 y menos de 300 mg/día de colesterol. Para ello, se debe aconsejar como fuente proteica la ingesta de pescados, sobre todo azules, y la de yema de huevo y evitar las carnes, embutidos y fiambres y su grasa visible y la de los productos lácteos. Se cocinará con aceite de oliva o en su defecto con soja, girasol o maíz. Hay que evitar la mantequilla, nata, manteca, margarinas, bollería industrial y alimentos precocinados y tentempiés.

D) HIDRATOS DE CARBONO

El 55% de la energía se aporta como hidratos de carbono: se deben utilizar carbohidratos complejos [verduras y hortalizas crudas o cocidas, tubérculos (patata), frutas frescas y enteras, combinación de legumbres y cereales (trigo –pan normal, pasta–, arroz, maíz)] y desaconsejar el consumo de hidratos de carbono refinados (zumos no naturales y refrescos, adición de azúcar, productos industrializados, dulces).

E) AGUA Y SODIO

En la IRC avanzada pre diálisis puede mantenerse el equilibrio con una dieta que contenga de 1 a 3 g/día de sodio (40 a 130 mEq) y unos 1.200-2.000 ml de líquido. En hemodiálisis suele ser necesario disminuir el aporte de agua y sodio. Se deben restringir alimentos como el jamón, tocino, embutidos, pescado seco, mariscos, carnes saladas, alimentos precocinados, zumos envasados, pan blanco, leche y derivados lácteos.(18,17)

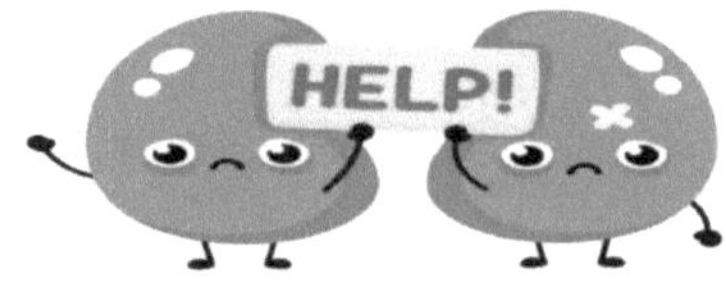

Fuente 11: (Depositphotos, 2022)

Tabla Ia. Ingestas dietéticas de referencia (DRI) de las vitaminas liposolubles: ingestas diarias recomendadas (RDA), excepto los valores seguidos de (*) que indican las ingestas adecuadas (AI)[3]

Edad	Vitamina A (µg/d)	Vitamina D (µg/d)	Vitamina E (mg/d)	Vitamina K (µg/d)
0-6 meses	400 (*)	10	4 (*)	2 (*)
6-12 meses	500 (*)	10	5 (*)	2.5 (*)
1-3 a	300	15	6	30 (*)
4-8 a	400	15	7	55 (*)
9-13 a (v)	600	15	11	60 (*)
9-13 a (m)	600	15	11	60 (*)
14-18 a (v)	900	15	15	75 (*)
14-18 a (m)	700	15	15	75 (*)
14-18 a (emb.)	750	15	15	75 (*)
14-18 a (lact.)	1200	15	19	75 (*)

NUTRICION EN EL NIÑO ONCOLÓGICO:

En los niños con cáncer, el estado nutricional es muy importante para afrontar las sobrecargas inherentes a la enfermedad neoplásica y los efectos secundarios del tratamiento. La frecuencia de desnutrición en los niños con enfermedades tumorales es alta: entre el 50 y el 60% de estos pacientes desarrollarán signos y/o síntomas de desnutrición en algún momento de su evolución. Estudios recientes han dado a conocer que la prevalencia de desnutrición en el momento del diagnóstico alcanza el 50% en países en vías de desarrollo, mientras que en los países desarrollados oscila entre menos del 10 y el 50%, dependiendo del tipo de tumor y de la extensión de la enfermedad. Por otro lado, sabemos que el mantenimiento de un buen estado nutricional proporciona mejor tolerancia a la quimioterapia, disminuye la frecuencia de infecciones y mejora lacalidad de vida del niño.

Fuente12: (Alicante 2019)

<u>Factores de riesgo nutricional</u>

- ✓ Quimioterapia con efectos adversos en el aparato digestivo, sobre todo cuando se aplica en ciclos frecuentes (intervalos de tres o menos semanas) e intensivos.
- ✓ Irradiación cerebral o del tubo digestivo.
- ✓ Cirugía cerebral o abdominal mayor.
- ✓ Falta de apoyo familiar.

VALORACIÓN DEL ESTADO NUTRICIONAL Y SOPORTE NUTRICIONAL:

Se debe evaluar:

- La ingesta
- Las variables antropométricas (al menos el peso y la talla) y su evolución)
- La exploración física
- Algunos parámetros bioquímicos (por ejemplo, albúmina)
- El nivel de actividad física
- El interés por la comida.

Aunque la valoración nutricional del niño oncológico es similar a otros pacientes es importante recordar que algunos parámetros pueden verse afectados por la enfermedad. Así, por ejemplo, el peso puede estar alterado por el peso del propio tumor y muchos índices bioquímicos pueden estar falsamente elevados como reactantes de fase aguda.

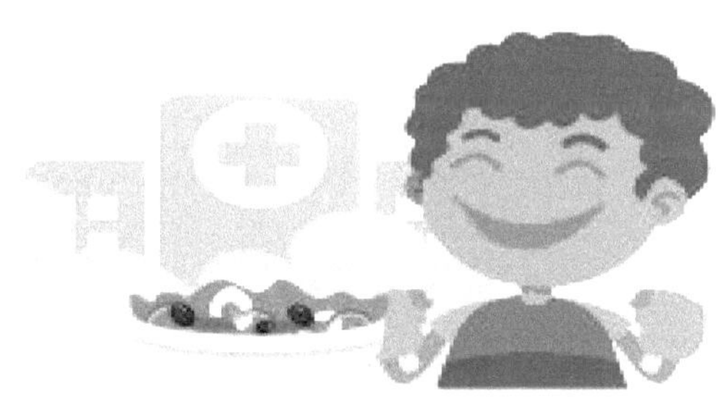

Los objetivos del soporte nutricional son prevenir la aparición de desnutrición en la fase del tratamiento y revertirla cuando está presente en el momento del diagnóstico. Según la situación nutricional del paciente, el soporte nutricional será:

- ALIMENTACIÓN ORAL

-

En los pacientes de bajo riesgo nutricional puede ser suficiente la alimentación oral, siempre que se den recomendaciones dietéticas al paciente y a su familia para evitar la pérdida de peso.

Es importante estar preparados para abordar la anorexia, las náuseas y las aversiones alimentarias.

En algunos periodos, si existe disfagia o mucositis, será necesario ofrecer alimentos de fácil masticación y deglución y utilizar soluciones anestésicas previas a las comidas. Si existen alteraciones del gusto, debemos aconsejar el uso de preparaciones culinarias con sabor fuerte. Durante los periodos del tratamiento, es conveniente no ofrecer losalimentos preferidos del niño para evitar aversiones a los mismos.

- NUTRICIÓN ENTERAL

Está indicada cuando el tracto digestivo es funcionante pero los pacientes no pueden alimentarse suficientemente por vía oral. Las causas son variadas: anorexia importante, disfagia o gran aumento de las necesidades energéticas. Se ha demostrado la eficacia de este tipo de nutrición para revertir la desnutrición, incluso durante la administración de ciclos intensivos de quimioterapia.

- NUTRICIÓN PARAENTERAL

Su indicación está restringida a los pacientes en los que no se pueda utilizar el tracto gastrointestinal o cuando los aportes por vía enteral sean insuficientes. La vía de acceso suele ser el catéter venoso central que portan la mayoría de los pacientes oncológicos. Es importante saber que esta forma de nutrición es menos fisiológica y es susceptible de mayores complicaciones que la vía enteral.

Recomendaciones nutricionales

- Mantenga un peso saludable: Para muchas personas, esto significa evitar la pérdida de peso mediante la ingesta de calorías suficientes todos los días. En las personas obesas, esto puede significar bajar de peso.

- Obtenga nutrientes esenciales: Estos incluyen proteínas, carbohidratos, grasas y agua.

- Sea lo más activo posible: Si permanece sentado o duerme demasiado, puede perder masa muscular y aumentar la grasa corporal, incluso si no aumenta de peso.

Falta de apetito:

- Utilizar alimentos blandos y fácilmente masticables que no aumenten el esfuerzo de la comida, si es necesario en forma de purés.
- Es aconsejable realizar varias comidas al día, en pequeñas tomas y preferiblemente durante la mañana.
- Debe realizar comidas frecuentes: 6-7 veces al día y en pequeñas cantidades.
- No se debe omitir ninguna comida.
- Evitar las comidas y bebidas con poco alimento como café, infusiones, caldos. Si los caldos son de los pocos alimentos que se toman con facilidad, añadir pasta, arroz o pan en bastante cantidad.
- Evitar las frutas enteras y tomar preferentemente zumos naturales o frutas licuadas.
- Ingerir los líquidos una hora antes o después de las comidas.(19,20,21,22)

NUTRICION EN EL INFANTE CON OBESIDAD:

¿QUÉ ES LA OBESIDAD?

La obesidad es un trastorno nutricional consistente en un incremento excesivo del peso corporal, realizado a expensas del tejido adiposo y en menor proporción del tejido muscular y masa esquelética.

Clasificación:

- Obesidad exógena o simple
- Obesidad secundaria:
- Síndromes dismórficos.
- Lesiones del sistema nervioso central.
- Endocrinopatías.

La obesidad simple o exógena es responsable del 95% de los casos, seguido en frecuencia por las endocrinopatías como el hipercortisolismo, hipotiroidismo y déficit de hormona de crecimiento.

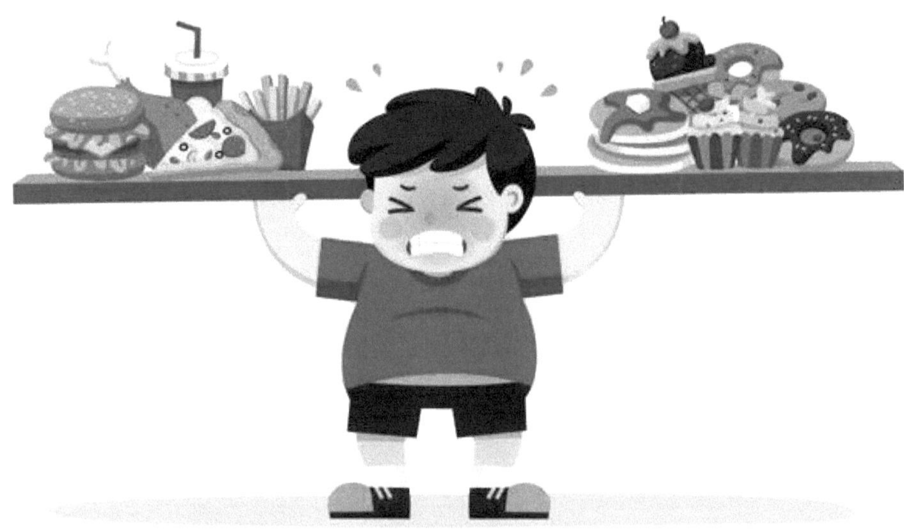

Fuente 13: (GOB. MEXICO, 2022)

EVALUACIÓN DIAGNÓSTICA

Historia clínica

• Anamnesis personal:

- Embarazo y parto.

- Comienzo de la obesidad.

- Enfermedades actuales.

- Tipo de alimentación: encuesta dietética de 3 días.

- Actividad física.

- Repercusión psicológica.

• Anamnesis familiar:

- Peso, talla de padres, hermanos y abuelos.

- Hábitos alimentarios familiares.

- Actitud familiar ante la obesidad del niño.

- Nivel socioeconómico y cultural.

- Hábitos deportivos.

- Antecedentes de enfermedades cardiovasculares, dislipemia, hipertensión arterial e hiperuricemia.

Examen físico

• Estudio auxológico: peso, talla, índice de masa corporal, cintura abdominal.

• Valoración subjetiva del tejido adiposo subcutáneo y masa muscular.

• Distribución de la grasa.

• Fenotipo.

• Piel: acantosis nigricans, estrías, xantomas, hirsutismo.

• Desarrollo psicomotor

• Antropometría: masa corporal grasa y masa corporal magra a partir de medidas de pliegues y perímetros.

Patología asociada

• Alteración del metabolismo hidrocarbonado (criterios de la Asociación Americana de Diabetes, 2006).

- Alteración de la glucemia en ayunas: glucosa > 100 mg/dl y < 126 mg/dl.

- Intolerancia a hidratos de carbono: glucosa > 140 mg/dl y < 200 mg/dl a los 120 minutos tras la sobrecarga oral de glucosa.

- Diabetes: glucosa en dos determinaciones basales > 126 mg/dl o > 200 mg/dl a los 120 minutos tras la sobrecarga oral de glucosa.

• Dislipemia.

• Hipertensión arterial.

• Esteatohepatitis no alcohólica.

• Adelanto puberal.

• Síndrome de apnea obstructiva del sueño.

• Alteraciones psicológicas.

• Trastornos ortopédicos.

• Síntomas neurológicos

• Alteraciones cutáneas: estrías, acantosis nigricans.

TRATAMIENTO Y ENFOQUE NUTRICIONAL

El tratamiento de la obesidad es tremendamente complejo, ya que en la mayoría de casos no existe respuesta adecuada. Únicamente entre un 10-15% de los niños logran perder peso e introducirse dentro de percentiles adecuados. El tratamiento de la obesidad se fundamenta en el enfoque nutricional, la actividad física y la terapia conductual.

OBJETIVOS:

La pérdida o mantenimiento de peso, con un crecimiento adecuado, tratando de disminuir la masa grasa y mantener la masa magra. Para lograr estos objetivos, la labor inicial debe ir orientada a instaurar unos hábitos nutricionales adecuados, modificar estilos de vida poco saludables y fomentar la actividad física diaria.

❖ Inicialmente, el abordaje terapéutico irá orientado hacia una dieta equilibrada, acorde con las necesidades del metabolismo basal y el gasto energético del niño.

❖ En la etapa prepuberal se recomienda dieta normo calórica y suprimir paulatinamente alimentos con exceso de contenido energético, ricos en grasas e hidratos de carbono (galletas, caramelos, chucherías, chicles, bollería industrial, embutidos, entre otros), fomentando el consumo de alimentos con bajo contenido energético como las verduras y las frutas. Asimismo, es necesario insistir en la realización de 4-5 comidas diarias, evitando el picoteo entre horas (estar constantemente en la nevera): desayuno (20% del total de calorías), media mañana (5%), comida (40%), merienda (10%), cena (25%).

❖ Desde el inicio de la pubertad hasta el final de la misma, se puede aportar una dieta de 1.500 calorías al día, adecuada en proteínas, hidratos de carbono y grasas, durante periodos no demasiado prolongados, alternando con dietas normo calóricas para evitar la falta de seguimiento y pérdida de estímulo por parte del niño y su familia. En este tipo de dietas se recomienda incluir fibra adicional para reducir la densidad calórica de la dieta, promover la saciedad, retrasar el vaciamiento gástrico y favorecer el tránsito intestinal.

❖ Se realizarán controles médicos cada dos-tres semanas para conseguir un seguimiento más estrecho.

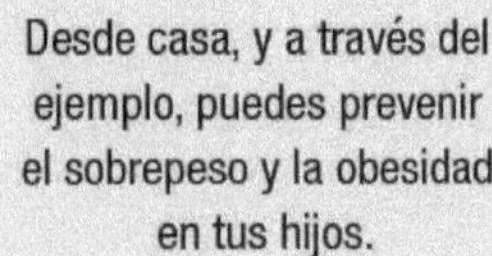
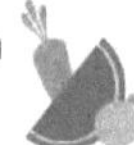
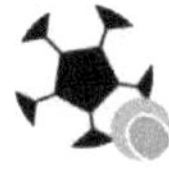
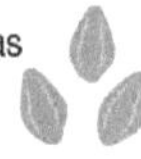

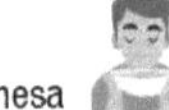

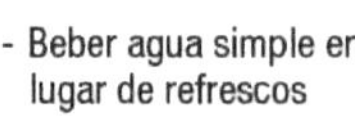

Fuente 13: (Medicable, 2022)

NUTRICIÓN EN LA MALNUTRICION INFANTIL:

La malnutrición es la consecuencia clínica de una situación de desequilibrio nutricional, secundario a un proceso sindrómico que recibe también la denominación de "desmedro" o "fallo de medro".

Se manifiesta por ingesta insuficiente derivada de la inapetencia del niño, muchas veces en unambiente familiar desestructurado ocasionando una malnutrición leve-moderada.

La historia clínica es fundamental para establecer el diagnóstico etiológico dirigiéndose,inicialmente, a descartar organicidad.

- ANAMNESIS
- EXPLORACIÓN FÍSICA
- EXÁMENES COMPLEMENTARIOS

MANEJO EXTRAHOSPITALARIO

✓ Una vez diagnosticada la malnutrición de cualquier causa, el primer objetivo ha de ser corregir el déficit ponderal y las posibles carencias nutricionales secundarias, aumentando sus aportes calóricos un 50% por encima de las necesidades basales para el peso ideal para su edad y talla (en la práctica unas 110-100 kcal/kg/día en menores de 6 meses y 100-90 kcal/kg/día entre 6 meses y 6 años). Puede añadirse un suplementovitamínico-mineral, que a las dosis recomendadas no debe tener efectos nocivos, incluso establecer tratamiento específico de carencias comprobadas.

✓ Se debe procurar no aumentar el volumen de alimento. Para ello, en lactantes con buenafunción renal se puede aumentar ligeramente y de forma progresiva la concentración dela fórmula.

✓ Si el niño ya ha iniciado la diversificación alimentaria es útil aumentar la grasa (preferentemente insaturada) de forma proporcionada a su edad y tipo de alimentación (añadir aceite a los purés, carne y pescado fritos en vez de cocidos, incluso puede freírse el plátano). Se sustituirán, en parte, los alimentos hipocalóricos (verduras, frutas, hortalizas) por aceites e hidratos de carbono, evitando la administración aislada de los de rápida asimilación ("calorías vacías"). En mayores de 2 ó 3 años se añadirán salsas, rebozado y frito de alimentos, modificación de sabores con cacao, caramelo líquido, kétchup, añadiendo aceite al pan, incluso utilizando embutidos y enlatados (atún, sardinas, etc., en aceite).

✓ Es importante que la comida sea sugestiva en variedad y presentación (compotas de frutas variadas, con fruta en almíbar, mermeladas y nata, chocolate rallado etc.).

✓ Se debe evitar forzar al niño, utilizar platos grandes para que la impresión de cantidad no provoque su rechazo y no mostrar al retirarlo signos de frustración, adaptarnos a sus requerimientos manteniendo siempre un orden (no importa que coma más veces al día, si es su preferencia, pero sin "picoteo" entre tomas).

✓ Evitar distracciones y siempre que sea posible comer en familia, intentando crear un ambiente agradable. Permitirle que coma por sí mismo, que toque los alimentos, dejarle autoalimentarse a su aire y evitar la ingestión de líquidos en cantidades saciantes antes de las comidas, aunque puede ser útil una pequeña cantidad de zumo cítrico, poco antes de comer, que facilite el aumento de la acidez gástrica.

Una vez que se supere el déficit ponderal se debe instruir a los padres en los conceptos nutricionales básicos para que ellos mismos organicen una dieta equilibrada en el futuro. (23, 24, 25, 26)

NUTRICIÓN EN LA DESNUTRICION INFANTIL:

La desnutrición daña las funciones celulares de manera progresiva, afectándose primero el depósito de nutrientes y posteriormente la reproducción, el crecimiento, reproducción, el metabolismo energético, los mecanismos de comunicación y de regulación intra e intercelular, y finalmente, la generación de temperatura, lo cual lleva a un estado de catabolismo que de no resolverse a tiempo conduce a la destrucción del individuo.

Desnutrición infantil

Es el resultado de la ingesta insuficiente de alimentos (en cantidad y calidad), la falta de una atención adecuada y la aparición de enfermedades infecciosas.

La desnutrición se manifiesta en el niño de diversas formas:

- Es más pequeño de lo que le corresponde para su edad.
- Pesa poco para su altura.
- Pesa menos de lo que le corresponde para su edad.

CAUSAS

Entre ellas está la falta de acceso a los alimentos, la falta de atención sanitaria, la utilización de sistemas de agua y saneamiento insalubres, y las prácticas deficientes de cuidado y alimentación.

En el origen de todo ello están las causas básicas que incluyen factores sociales, económicos y políticos como la pobreza, la desigualdad o una escasa educación de las madres.

CLASIFICACIÓN DE DESNUTRICIÓN:

Clasificación por etiología:

Primaria: Se determina si la ingesta de alimentos es insuficiente; por ejemplo, en zonas marginadas los niños presentarán carencias físicas de alimentos que afectarán directamente el estado nutricional.

Secundaria: Cuando el organismo no utiliza el alimento consumido y se interrumpe el proceso digestivo o absortivo de los nutrimentos; el ejemplo más claro son las infecciones del tracto digestivo que lesionan las vellosidades del íleon y limitan la absorción. Mixta o terciaria: Cuando la coalescencia de ambas condiciona la desnutrición. Un niño con leucemia que se encuentre en fase de quimioterapia de inducción a la remisión presentará en el proceso eventos de neutropenia y fiebre asociados a infecciones que condicionen catabólica y poca ingesta de alimentos, por lo tanto, la causa es la suma de las dos.

Clasificación clínica:

*   **Kwashiorkor o energético proteica:** La etiología más frecuentemente descrita es por la baja ingesta de proteínas, sobre todo en pacientes que son alimentados con leche materna prolongadamente, o en zonas endémicas donde los alimentos sean pobres en proteínas animales o vegetales.
*   **Marasmática o energético-calórica:** Los pacientes que la presentan se encuentran más «adaptados» a la deprivación de nutrientes. Este fenómeno se debe a que cuentan con niveles incrementados de cortisol, una reducción en la producción de insulina y una síntesis de proteínas «eficiente» por el hígado a partir de las reservas musculares
*   **Kwashiorkor-marasmático o mixta:** Es la combinación de ambas entidades clínicas

Clasificación por Grado:

*   *Desnutrición crónica*

Un niño que sufre desnutrición crónica presenta un retraso en su crecimiento. Indica una carencia de los nutrientes necesarios durante un tiempo prolongado, por lo que aumenta el riesgo de que contraiga enfermedades y afecta al desarrollo físico e intelectual del niño.

El retraso en el crecimiento puede comenzar antes de nacer, cuando el niño aún está en el útero de su madre. Si no se actúa durante el embarazo y antes de que el niño cumpla los 2 años de edad, las consecuencias son irreversibles y se harán sentir durante el resto su vida.

- **Desnutrición aguda moderada**

  Un niño con desnutrición aguda moderada pesa menos de lo que le corresponde con relación a su altura. Se mide también por el perímetro del brazo, que está por debajo del estándar de referencia.

  Requiere un tratamiento inmediato para prevenir que empeore.

- **Desnutrición aguda grave o severa**

  Es la forma de desnutrición más grave. El niño tiene un peso muy por debajo del estándar de referencia para su altura. Se mide también por el perímetro del brazo. Altera todos los procesos vitales del niño y conlleva un alto riesgo de mortalidad.

  El riesgo de muerte para un niño con desnutrición aguda grave es 9 veces superior que para un niño en condiciones normales. Requiere atención médica urgente.

- **Carencia de vitaminas y minerales:**

La desnutrición debida a la falta de vitaminas y minerales (micronutrientes) se puede manifestar de múltiples maneras. La fatiga, la reducción de la capacidad de aprendizaje o de inmunidad son sólo algunas de ellas.

Vitaminas y minerales esenciales:

- *Vitamina A:* Un niño que carece de esta vitamina es más propenso a las infecciones, que serán más graves y aumentarán el riesgo de mortalidad. Su falta aumenta el riesgo de ceguera. También produce daños en la piel, la boca, el estómago y el sistema respiratorio.
- *Hierro y ácido fólico:* La deficiencia de hierro afecta a cerca del 25%de la población mundial. La falta de hierro puede causar anemia y reduce la capacidad mental y física.

* ***Yodo:*** El yodo es fundamental para el buen funcionamiento del metabolismo. La deficiencia de yodo en una mujer embarazada puede tener efectos adversos sobre el desarrollo neurológico del feto, causando una disminución de sus funciones cognitivas.

Tratamiento nutricional:

1. <u>Fase de estabilización</u>. Está dirigida fundamentalmente a tratar o prevenir las complicaciones asociadas al déficit nutricional, dentro de las cuales la más frecuente y severa es la hipoglucemia. Alimentar al niño cada 2 a 3 h, inclusive en horario nocturno.

2. <u>Fase de recuperación</u>: Ofrecer alimentos frecuentes (cada 2 o 3 h), inclusive en la noche, de baja osmolaridad. La distribución porcentual calórica debe ser: hidratos de carbono: 55 %; proteínas: 20 % y grasas: 25 %

3. <u>Fase de seguimiento.</u> Si el apetito del niño mejora significativamente se considera que el tratamiento ha sido exitoso. Esto usualmente ocurre después de 2 a 7 días de haber inicia el protocolo de atención al paciente desnutrido infantil.

Actuaciones para prevenir la desnutrición infantil

El periodo fundamental para prevenir la desnutrición del niño: el embarazo y los dos primeros años de vida. Es el periodo que se conoce como los 1.000 días críticos para la vida.

En esta etapa es cuando se produce el desarrollo básico del niño, por lo que la falta de una alimentación y atención adecuadas produce daños físicos y cognitivos irreversibles que afectarán a la salud y al desarrollo intelectual del niño para el resto de su vida.

Acciones:

- Aporte de vitaminas y minerales esenciales: hierro, ácido fólico, vitamina A, zinc y yodo.
- Fomento de la lactancia temprana (en la primera hora).
- Fomento de la lactancia exclusiva hasta los 6 meses de edad.
- Fomento de una alimentación complementaria adecuada a partir de los 6 meses y continuación de la lactancia.
- Peso de los recién nacidos.
- Medición de peso y altura, y detección de casos de desnutrición aguda.
- Promoción del consumo de sal yodada.[27,32,33,34]

NUTRICION EN EL INFANTE CON DIABETES MELLITUS:

La diabetes mellitus (DM) es un trastorno que se caracteriza por hiperglicemia crónica debido a falta de secreción de insulina, falla en su acción o ambas alteraciones; por lo tanto, la hiperglicemia sostenida en una persona se puede deber a una alteración en la acción de la insulina, que generalmente se acompaña de secreción disminuida, o sólo a falla en la secreción.

Clasificación:

La clasificación "etiológica" de la DM describe cuatro tipos según las posibles causas que originan esta enfermedad: diabetes tipo 1 (DM1), diabetes tipo 2 (DM2), diabetes gestacional (DG) y otros tipos de diabetes (OD).

- La DM1 se desarrolla como consecuencia de la destrucción de las células beta, por lo que el individuo afectado debe recibir insulina como tratamiento de sustitución hormonal.

- La DM2 pasa por distintas etapas antes de que se llegue al diagnóstico; la primera fase es la intolerancia a la glucosa o pre-diabetes. En la DM2 el individuo no necesita aporte de insulina, pero podría llegar a necesitarla a lo largo de su evolución.

- En la DG, alrededor de 40% de las pacientes puede requerir administración de insulina durante el trastorno.

- Otros tipos específicos de diabetes pueden requerir administración de insulina para el tratamiento.

DIAGNÓSTICO:

El diagnóstico de diabetes mellitus es muy fácil y puede realizarse de forma inmediata. Se consideran dos formas de hacerlo:

En el paciente con clínica cardinal de hiperglucemia la demostración de una glucemia mayor de 200 mg/dl (en cualquier momento, sin necesidad de estar en ayunas)

En el paciente deben establecerse en condiciones basales. Se ha de cumplir uno de los tres siguientes:

-       Glucemia en ayunas mayor de 126 mg/dl

-       Glucemia dos horas tras la sobrecarga oral de glucosa mayor de 200 mg/dl o hemoglobina glicada mayor de 6,5%, debiendo confirmarse cualquiera de estos en una segunda extracción.

Criterios diagnósticos de DM en la edad pediátrica:

-       Síntomas: [poliuria + polidipsia + nicturia + pérdida de peso y en las formas más graves cetoacidosis (CAD) hasta coma]. + glucemia $\geq$ 200 mg/dl.

-       Glucemia en ayunas (mínimo 8 h de ayuno) $\geq$ 126 mg/dl o glucemia a las 2 horas tras sobrecarga oral de glucosa (SOG) (1,75 g/kg glucosa, máximo 75 g) $\geq$ 200 mg/dl en 2 ocasiones, si no existen síntomas.

Estadios pre diabético en la edad pediátrica:

-       Alteración de la glucosa en ayunas (AGA): glucemia en ayunas 100-

125 mg/dl (glucemia normal ayunas < 100 mg/dl).

-       Alteración de la tolerancia a la glucosa (ATG): glucemia a las 2 horas SOG 140-200 mg/dl (glucemia normal 2 horas SOG <140 mg/dl).

Tratamiento nutricional:

La nutrición de un niño con diabetes es exactamente igual a la de un niño que NO vive con diabetes.

Es decir, los niños con diabetes Tipo 1 necesitan de los mismos nutrientes que un niño que no vive con esta condición. El hecho de que tenga diabetes no significa que necesitará diferentes nutrientes: las necesidades de crecimiento y alimentación son las mismas que las de un niño que no vive con diabetes Tipo 1.

Tenemos que asegurar una alimentación sana para garantizar su desarrollo.
Los niños necesitan de una alimentación balanceada y variada.
El objetivo último del manejo del niño con DM a largo plazo consiste en lograr un desarrollo y crecimiento adecuado, una buena calidad de vida y el menor riesgo posible de complicaciones agudas y crónicas

La distribución de los macro nutrimentos recomendados por la Organización Mundial de la Salud (OMS) es:
- Hidratos de carbono 45 a 65%,
- Grasas 20 a 35%
- Proteínas 15%.

RECOMENDACIONES:

- Consumir más alimentos preparados en casa y comer menos en restaurantes. Especialmente evitar los establecimientos de "comida rápida".

- Comer en la casa junto con la familia al menos cinco a seis veces a la semana.

- Permitir al niño elegir sus alimentos, evitando una conducta de comportamiento restrictiva.

- Enfatizar la importancia de consumir alimentos bajos en densidad energética (como los que contienen alta cantidad de fibra).

- Involucrar a los padres para el manejo de los niños, especialmente en los menores de 12 años.

- Minimizar la ingestión de bebidas endulzadas como refrescos, jugos, bebidas deportivas hidratantes, etc. Idealmente éstas deberán ser eliminadas de la dieta del niño (para evitar su preferencia por el sabor dulce)

- Se recomienda utilizar, para el cálculo de los requerimientos calóricos, la ecuación de Fleish; pueden calcularse también con base a la edad.3 Se deberá tomar en cuenta la ingesta habitual del paciente, de acuerdo al registro de consumo de alimentos de 24 horas, con las modificaciones de acuerdo al tratamiento y al estilo de vida de cada niño.

El número de raciones para cada uno de los grupos de alimentos dependen del número de kilocalorías totales por día. (37, 36,35)

REFERENCIAS:

1. Gonzalez, E. B. (s.f.).(2012) *programa de intervención para la prevención de la obesidad infantil.* Obtenido de http://www.programapipo.com/wp-content/uploads/2012/05/GUIA-ALIMENTACION-INFANTIL.pdf

2. Amira Consuelo, .F; Isabel C. Neves.; Viviana Graciela Rios; Yehuda Benguigui. (2011); Manual para la vigilacioa infaltil (0-6 años) en el Contexto de AIEPI, Organización Panamericana de Salud.pags 1- 70

3. Sandra Tovar, Juan Jose Navarro, Marión Fernandez;(1997);Evaluacion del Estado Nutriconal en Niños Conceptos Actuales; Honduras Pediatricas; Vol18, No. 2 Abril-Mayo; pp 49-55

4. Zulma ortiz , Andres Cuyul, Grabriel Pacheco; (2012) Evaluacion del crecimento de niños y niñas: Material de apoyo para equipos de atencion primaria de la salud; 1era Edicc. p 7-33

5. Juan Antonio Trejo y perez, Sergio Flores H. ;Rosalba Peralta M.;Vinda Fragoso P., Hortencia Rerey M. (2003) (41)(1) p 550-554

6. R. Casassas. Mj Campos ,Sonia Jaimovich; (2009), Cuidados del Niños sano y enfermo; Universidad Catolica Esp; 3era Ediccion; p

7. Nelson (1997) Primeros años Escolares,Tratado de Pediatria Cap.14 XV edición p.

8. Junta Directiva de la Sociedad de Pediatría de Madrid y Castilla La Mancha. (2007). manual práctico de Nutrición en Pediatría. 2020, de Comité de Nutrición de la AEP.

9. Dra. Karen Funes Rivera. Antropometría pediátrica. Universidad de el Salvador, Facultad de Medicina laboratorio de habilidades y destrezas. 2017

10. Ute Boronowsky (2019) Un buen comienzo de la vida para todos los bebes; El farmacéutico No. 581 Vol. Noviembre p. 46-49

11. Aurora Lázaro Almarza, Benjamín Martin Martínez (2010) Alimentación del lactante Sano; Protocolos diagnostico-terapéuticos de Gastroenterología, Hepatología y Nutrición Pediátrica SEGHNP-AEP; 1edicc. pp 287-295

12. Anales de pediatría. (2017). Seguimiento del recién nacido. Obtenido de https://www.analesdepediatria.org/es-protocolo-seguimiento-el-recien-

nacido-articulo-S1695403318300067

13. .- Asturmatura. (2016). Nutrición en el recién nacido. Obtenido de https://www.asturnatura.com/articulos/nutricion/ciclo-vida/nutricion-recien-nacido.php

14. Damasco Infante Pina (2010); Guía de nutrición Pediátrica Hospitalaria; 1 era edición pp 5- 146.

15. Norma oficial Mexicana NOM-031-SSA2-1999, Para la atención a la salud del niño; (2001);pp 53-63

16. Araceli Suaverza, Karime Haua. El ABCD de la evaluación del estado de Nutrición Mc Graw Hitl. Nutrición en Pediatría, Bases para la práctica clínica en niños sanos y enfermos. Settson, Fernández. Panamericana

17. Section on Nephrology (Copyright © 2016 American Academy of Pediatrics)

18. National. (2016). La Nutrición Para Los Niños con Insuficiencia Renal Crónica. 2020, de NATIONAL KIDNEY FOUNDATION.

19. Shils ME and Shike M. Nutritional support of the cancerpatient. Pag 1297-1326 En Modern Nutrition in healthand disease. Shils ME, Olson JA, Shike M and Ross AC Ed.Wlliams Wilkins. 1999 Baltimore.

20. Tortajada, J. F., Castell, J. G., & Tornero, O. B. (2001). Dieta y cáncer pediátrico. Obtenido de http://www.pehsu.org/az/pdf/dietaycancer.pdf

21. Camarero GonzalezE yCandamio S.: Recomendaciones nutricionales en el paciente oncológico. Pag 259-270. En León M, Celaya S Ed. Recomendaciones nutricionales al alta hospitalarla. Novartis Consumer3 Helath 2001. Barcelona.

22. Valero Zanuy MA y León Sanz M: Nutrición y cáncer. Pag: 357-368. En: Celaya Pérez S: Tratado de Nutrición Artificial.

23. Junta Directiva de la Sociedad de Pediatría de Madrid y Castilla La Mancha . (2007). *manual práctico deNutrición en Pediatría.* Obtenido de https://www.aeped.es/sites/default/files/documentos/manual_nutricion.pdf

24. Diego Villegas Vallbona (2012) Fisiopatología de la Nutrición; Fisiología General de la Nutrición;1 era edición; pp259-276.

25. Elisa Mª Barrios González, Mª José García Mérida, Mercedes Murray

Hurtado, Mónica Ruiz Pons, Catalina Santana Vega, Catalina Santana Vega. (2014). Guía pediátrica de la alimentación. 2020, de programa de intervención para la prevención de la obesidad infantil.

26. Arturo Perea Martínez; Gloria Elena López Navarrete; Miriam Patrón Martínez; Arianda Guadalupe Lara Campos; Claudis Santamaría Arza; (2014), Evaluación, diagnóstico, tratamiento y oportunidades de prevención de la obesidad; Acta Pediatric. Mex. vol. 35 No.4 julio-agosto; pp 316-337.

27. Gómez Santos F: Desnutrición. Bol Med Hosp Infant Mex 1946;3:543--551.

28. Jeliffe DB: Protein--calorie malnutrition in tropical preschool children. J Pediatr 1959;54:227--256.

29. Torun B, Chew F: Protein--energy malnutrition. En: Shils M, Olson J, Shike M, Ross A (eds.): Modern nutrition in health and disease. 9ª ed. Baltimore, Williams & Wilkins, 1999: 963--988.

30. LÓPEZ, M. R. (s.f.). MANUAL PRÁCTICO DE NUTRICIÓN Y SALUD • CAP.

31. NUTRICIÓN Y ENFERMEDAD. Obtenido de https://www.kelloggs.es/content/dam/europe/kelloggs_es/images/nutrition/PDF/Manual_Nutricion_Kelloggs_Capitulo_21.pdf

32. Horacio Marquez-Gonzalez;Veronica Marlene Garcia Samano;Ma. De lourdes Caltenco-Serrano;Elsy Aidee Garcia Villegas, Horacio Marquez; (2012); Clasificacion y evaluacion de la desnutricion en el paciente pediatrico. Medigraphic.org.mx Vol. 7 No 2 pp 59-69.

33. Secretaria de Salud (2008); Diagnóstico y tratamiento de la Desnutrición en Menores de cinco años en el primer nivel de atención; Guía de Práctica Clínica; pp 1-10

34. Ludwing Ovalle;(2009), Protocolo para el Tratamiento en Centros de recuperación Nutricional de la Desnutrición aguda Severa, Moderada sin complicaciones en el paciente pediátrico; Programa de Seguridad alimentaria y nutrición.

35. J Rodríguez Contreras, I González Casado.(2015); Manejo y Seguimiento del Niños Diabético; Pediatr Integral; Vol. 14 No. 7 .pp 4556-466.

36. Ministerio de Salud. (2013) Guía Clínica Diabetes Mellitus Tipo 1; Guías Clínicas MINSAL; 2da Edición; pp 8- 66

37. Francisco Javier Arroyo Díaz, María del Pilar Bahilo Curieses; María

Clemente León; Santiago Conde Barreiro; Santiago; Marta Ferrer Lozano; et, all; Lo que debes saber sobre la diabetes en la edad Pediátrica. Ministerio de Sanidad, Consumo y Bienestar Social. 4 edición pp 20-100

- REFERENCIA DE FIGURAS Y TABLAS:

- 1.- Olivan Gonzalvo Gonzalo (2016) ¿Qué alimentos puede ingerir un lactante?; top Doctor https://www.topdoctors.es/articulos-medicos/que-alimentos-puede-ingerir-un- lactante.
- 2.- Quiroga Marian (2022), La importancia de la lactancia materna; ÚltimaHora; https://www.ultimahora.com/la-importancia-la-lactancia-materna-n3016238.html
- 3.- Gualeguaychú (2020) Semana Mundial de la Lactancia Materna; Farmacia del Turno; https://gualeguaychu.gov.ar/noticia/13399-semana-mundial-de-la-lactancia-materna

- 4.- CAMPUSVYGON (2020); leche Materna: El súper alimento; VygonValue Life;https://campusvygon.com/promocion-lactancia/
- 5.- De la Fuente de Lleras Cecilia;(2020) ¿Qué alimentos debo darle a mi bebe a partirde los 6 meses?; INSTITUTO Colombiano de Bienestar Familiar.https://www.icbf.gov.co/mis-manos-te-ensenan/que-alimentos-debo-darle-mi-bebe- partir-de-los-6-meses
- 6.- Norma Oficial Mexicana NOM-043-SSA2-2012, Servicios básicos de salud. Promoción y educación para la salud en materia alimentaria. Criterios para brindar orientación. México: Secretaria de Salud; 2012.
- 7.- Royo Bolea; Gracia García Monserrat; Alimentación del niño de 2 a 5 años; Famllla y Salud; https://www.familiaysalud.es/crecemos/el-preescolar-2-5-anos/alimentacion- del-nino-de-2-5-anos
- 8.- AyVisa (2021) Alimentación sana dibujos; AYVISA; https://ayvisa.es/bebes-y- ninos/alimentacion-sana-dibujos/
- 9.- Intra Med (2022); Insuficiencia renal aguda en niños: sus causas frecuentes;IntraMed; https://www.intramed.net/contenidover.asp?contenidoid=92715
- 10.- depositphotos;(2022);Riñon triste; Depositphotos; https://sp.depositphotos.com/vector-images/ri%C3%B1on-triste.html
- 11.- Miñana Vitoria (2015);Vitaminas y Oligoelementos; Pediatría Integral; https://www.pediatriaintegral.es/publicacion-2015-06/vitaminas-y-oligoelementos/

- 12.- ALICANTE(2022); Los niños de oncología Infantil, modelos por un dia;SER; https://cadenaser.com/emisora/2019/09/26/radio_alicante/1569520 874_442391.html
- 13.- Gobierno de Mexico,(2022);Obesida infantil: Nuestra n ueva pandemia; https://www.gob.mx/promosalud/es/articulos/obesidad-infantil-nuestra-nueva- pandemia?idiom=es
- 14 Medicable,(2022)Obesidad Infantil; https://medicable.com.mx/infografias/ficha-infografia/infografia-obesidad-infantil
-

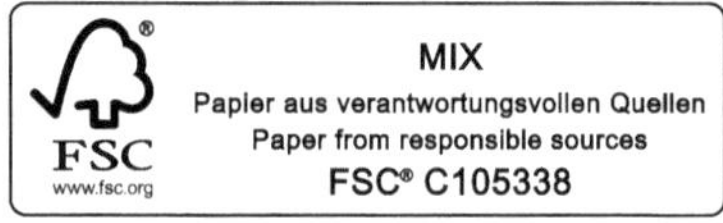

Printed by Books on Demand GmbH, Norderstedt / Germany